AF496010

LE TRAITEMENT

DE

L'EPITHELIOME CUTANÉ

PAR

le Dr LEREDDE

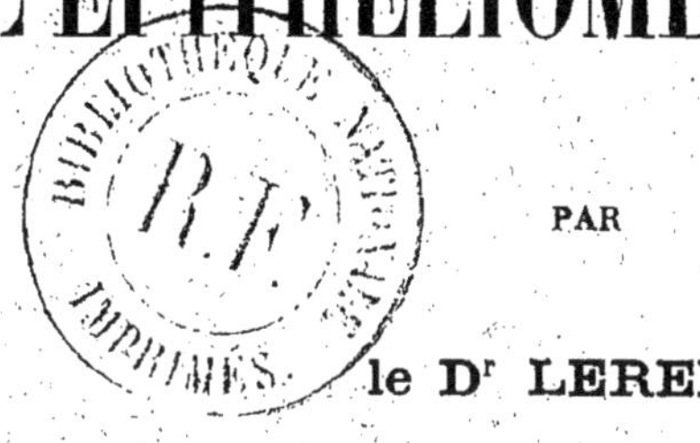

RAPPORT PRÉSENTÉ A LA *Société de Thérapeutique*.

(Séance du 18 Janvier 1908)

PARIS

OCTAVE DOIN, ÉDITEUR

8, PLACE DE L'ODÉON, 8

1908

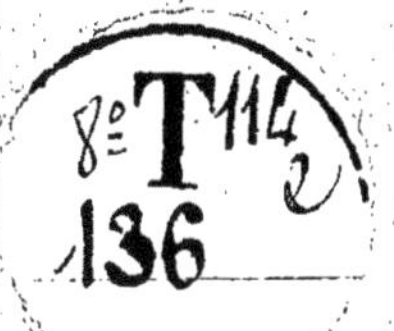

LE TRAITEMENT

DE

L'ÉPITHÉLIOME CUTANÉ

PAR

le Dr LEREDDE

Rapport présenté a la *Société de Thérapeutique.*

(Séance du 18 Janvier 1908)

PARIS

OCTAVE DOIN, ÉDITEUR

8, PLACE DE L'ODÉON, 8

1908

LE TRAITEMENT

DE

L'ÉPITHÉLIOME CUTANÉ

PAR

le Dr LEREDDE

Quelques membres de la Société de Thérapeutique m'ont demandé de présenter sur le traitement de l'épithéliome cutané un rapport qui pût servir de base à discussion ; j'ai accepté cette tâche avec plaisir, ayant soigné depuis huit ans un grand nombre de malades, par diverses méthodes ; d'autre part, j'ai étudié la question à plusieurs reprises et publié déjà un certain nombre de travaux à son sujet (1).

*
* *

Le résultat de mes réflexions sur la thérapeutique des épithéliomes de la peau est assez pessimiste : je ne sais si elle a fait depuis vingt ou trente ans des progrès *réels* et je me demande si les malades sont vraiment mieux soignés qu'ils étaient autrefois. J'ai partagé avec d'autres l'enthousiasme qu'a provoqué la radiothérapie qui fut mise à la mode vers 1904. Je me suis aperçu depuis, avec beaucoup d'autres auteurs, que tous les malades ne guérissaient pas et je viens de lire des statistiques récemment recueillies par le Dr Lebon (1), qui indiquent une pro-

---

(1) LEREDDE. *Thérapeutique des maladies de la peau.* Masson, 1904.

La radiothérapie dans les épithéliomes de la peau (*Revue pratique des maladies cutanées*, avril 1904).

Traitement du cancer de la peau par les rayons X (*Acad. de médecine*, 1904).

Traitement des épithéliomes de la peau (Congrès de Dermatologie, Berlin, 1904 et *Revue pratique des maladies cutanées*, janvier 1905).

Les dangers de la radiothérapie dans les épithéliomes de la peau (*Revue pratique des maladies cutanées*, janvier 1906).

portion de guérisons définitives, peut-être inférieure à 50 p. 100, pour une méthode jugée merveilleuse à l'origine ! Notre jugement s'était fondé, comme toujours, sur les seuls cas favorables ; nous avions vu des cancroïdes, parfois volumineux, fondre après deux ou trois séances de radiothérapie, les douleurs, la mauvaise odeur disparaître, des cicatrices admirables se produire et nous avions jugé que nous avions en main la méthode idéale. Nous étions simplement tombés dans l'erreur, où l'esprit médical retombe sans cesse en thérapeutique, parce qu'il est naturellement apte à la généralisation et très peu à l'esprit critique.

Les femmes portent sur la tête, tantôt des plumes, tantôt des fleurs et tantôt des oiseaux ; elles cheminent sur des talons alternativement élevés et courts ; leur taille est successivement plate et ronde, et leur personne entière subit l'influence de la mode. Ce qui nous saisit en thérapeutique, c'est la nouveauté, l'élégance d'un procédé, l'appareil scientifique et plus ses vertus mystérieuses que son efficacité démontrée. Nous voyons dans le traitement de l'épithéliome cutané les méthodes succéder aux méthodes, et nous n'avons peut-être pas fini d'en changer, puisque, au moment où l'on annonce que la radiothérapie n'a pas tenu

Les indications et les contre-indications de la radiothérapie dans l'épithéliome de la peau (*Société de Dermatologie*, 1906).

Maladie de Paget et radiothérapie (*Revue pratique des maladies cutanées*, décembre 1906).

(1) LEBON. *Annales de Thérapeutique dermatologique*, 20 septembre 1907.

Guérisons : Bashford, 65 p. 100 ; Bowen, 50 p. 100 ; Burns, 50 p. 100 ; Fittig, 60 p. 100 ; Schein, 80 p. 100 ; Sequeira, 40 p. 100 ; Merril, 65 p. 100 ; Pénard, 63 p. 100 ; Laureau, 41 p. 100 ; Gastou et Decrossas, 47 p. 100 (malades guéris depuis un an et demi).

Holzknecht a eu 100 p. 100 et Bisserié, 90 p. 100 de guérisons. Ces chiffres diffèrent tellement de ceux indiqués par d'autres qu'il serait vraiment à désirer que les auteurs indiquent les conditions dans lesquelles ils les ont obtenus.

Les résultats que j'ai obtenus moi-même sur près de 120 cas se rapprochent de ceux de Gastou, Sequeira et Bowen. Depuis que j'emploie simultanément le curettage et la radiothérapie, le chiffre des guérisons s'est élevé d'une manière considérable. Mais les cas sont trop récents pour que je puisse parler de guérisons définitives.

toutes ses promesses, en France, le Dr Wickham nous vante les bienfaits du radium, tandis que le Dr Brocq nous propose de revenir à l'électrolyse négative.

toutes ses promesses, en France, le Dr Wickham nous vante les bienfaits du radium, tandis que le Dr Brocq nous propose de revenir à l'électrolyse négative.

Il y a peut-être mieux à faire. Il n'y a pas de progrès en thérapeutique sans jugement et sans comparaison de méthodes : ce jugement et cette comparaison ne peuvent se faire que dans des débats publics, et je suis heureux qu'un débat de cette nature s'engage sur une question où j'ai beaucoup à apprendre. Je me permettrai seulement de demander à nos collègues qui prendront part à la discussion d'admettre que l'heure est venue de fixer, non seulement la technique exacte, mais, d'une manière précise, les indications et les contre-indications de chaque procédé.

Notions cliniques et histologiques préliminaires. — On appelle épithéliomes cutanés des proliférations épithéliales, typiques ou métatypiques, *d'essence maligne*, et susceptibles, soit d'infecter l'économie par voie vasculaire, soit de s'étendre indéfiniment sur place et en profondeur.

Il faut rappeler que ces épithéliomes se distinguent d'un grand nombre d'épithéliomes viscéraux (non de tous), parce que, dans la plupart des cas, la prolifération active est loin d'être immédiate, et parce que la malignité s'en révèle *tardivement*. Il n'en est pas toujours ainsi, il y a des épithéliomes *malins d'emblée;* nous verrons que les règles de traitement applicables aux formes communes ne leur conviennent à aucun degré.

Les formes cliniques sont multiples; à la face, où siège dans l'immense majorité des cas l'épithéliome de la peau, on distingue: la *forme verruqueuse*, la *forme hyperkératosique* (corne épithéliale), l'*ulcus rodens de Jacob*, l'*épithéliome plan cicatriciel* (forme perlée). Un certain nombre d'épithéliomes ont pour point de départ des nævi, dont Unna a établi la structure épithéliale, et parmi eux quelques-uns revêtent le *type mélanique*. Hallopeau et Leredde décrivent, sous le nom d'*épithéliome adulte*, le cancroïde, type clinique auquel aboutissent certaines des formes précédentes. Le *xeroderma pigmentosum* est une affection familiale de l'enfance, due aux rayons actiniques (elle se limite aux régions découvertes)., pigmentaire, atrophique et télangiectasique, où le développement d'épithéliomes est l'aboutissant naturel de l'évolution morbide. L'*acné sébacée concrète des vieillards* est une affection polymorphe analogue, où l'on voit sur la face, altérée par les intempéries et surtout les rayons solaires, se développer à peu·près simultanément des foyers épithéliomateux de type clinique divers (1).

Sur le corps, où l'épithéliome cutané est beaucoup plus rare, et, beaucoup plus habituellement qu'à la face, malin d'emblée, on observe surtout des types bourgeonnants, verruqueux, papillomateux.

La *maladie du mamelon de Paget* est une affection cutanée d'apparence superficielle et eczématoïde, d'histologie originale, qui s'accompagne d'une rétraction précoce du mamelon et rapidement d'adénopathie axillaire, et dont l'évolution naturelle aboutit à la mort par infection cancéreuse.

Cette liste n'épuise certainement pas la somme des épithéliomes cutanés. Nous manquons d'un travail fait par un seul auteur en ayant vu toutes les formes, et ce travail ne sera sans doute pas écrit avant longtemps, les malades de type grave allant au chirurgien, les autres, au dermatologiste.

Au point de vue histologique, il existe deux types principaux : le type basocellulaire et le type spinocellulaire de Krompecher. Ce dernier correspond à l'ancien épithéliome lobulé corné. La division de Krompecher paraît définitive, elle correspond exactement à l'évolution différente des types susceptibles de malignité locale : l'*ulcus rodens* et l'*épithéliome plan cicatriciel*, et des types susceptibles d'amener l'infection générale, et qui aboutissent au cancroïde ; il faut y ajouter, bien entendu, les épithéliomes de type mélanique.

---

(1) Sur l'influence des rayons actiniques dans le développement des épithéliomes, v. J. Nevins-Hyde, *Revue pratique des mal. cutanées*, et Dubreuilh, anal. in *Revue pratique des maladies cutanées*, octobre 1908.

*
* *

La multiplicité des types cliniques et histologiques, les diffé-
rences d'évolution déterminent une grande difficulté dans l'exposé
et encore plus dans la pratique de la thérapeutique de l'épithéliome cutané. Et d'autre part, dans cette affection accessible
à tous les moyens de traitement, le nombre des procédés « cura-
tifs » s'est multiplié et tous les jours on nous en fait connaître
de nouveaux. Nous ne nous trouvons pas ici dans le cas du cancer viscéral, où nous disposons d'une méthode curative et
d'une seule : l'extirpation totale, avant l'époque où l'invasion
lymphatique s'est faite à distance. Dans le cas de l'épithéliome
cutané, nous disposons au contraire d'une thérapeutique active
exubérante, chaque méthode a guéri un grand nombre de malades, et si tous ne guérissent pas, c'est simplement parce qu'on
n'a jamais cherché à déterminer d'une manière précise dans quel
cas une méthode est indiquée et dans quels cas une autre. Ce
n'est pas le seul chapitre de thérapeutique où il en soit ainsi (1)...

Avant d'aller plus loin, il convient de dire que si l'ablation, indiquée pour tout cancer viscéral, ne l'est pas dans tout épithéliome cutané malgré l'opinion, formulée à la légère et un peu
exclusive, de quelques chirurgiens éminents et malgré les insuccès dont peut être suivi l'emploi de toute autre méthode, c'est
que nous pouvons et devons tenir compte à la face de considérations d'ordre esthétique et même fonctionnel (épithéliomes des
paupières) et que la bénignité prolongée permet d'utiliser d'autres procédés, sous la réserve que nous guérissions les malades
par ces procédés. Sur le corps, où l'épithéliome cutané est
souvent de développement rapide et malin d'emblée, où les considérations esthétiques sont sans importance, l'ablation est la

____

(1) Je rappellerai ici, pour ne plus y revenir, que le cancer des _lèvres_ et
de la _langue_ ne relève d'aucune méthode curative, autre que l'ablation
précoce. Cette doctrine qui a été soutenue par les auteurs américains et
par moi-même est actuellement admise par les radiothérapeutes les plus
convaincus. La radiothérapie ne peut être utilisée que dans les cas
reconnus incurables, et comme méthode palliative.

méthode de choix. On n'emploiera d'autre méthode et par exemple la radiothérapie que dans quelques formes à évolution lente, et en se tenant prêt à se servir du bistouri dès que la récidive se produirait. Encore faut-il se rappeler que dans des épithéliomes de la face, la « fermeture » thérapeutique de la peau peut être suivie d'une prolifération en profondeur de l'épithéliome ! Dans la maladie de Paget, l'usage de la radiothérapie est contre-indiqué d'une manière formelle (1).

Ces observations vont nous permettre de limiter notre étude à celle du traitement de l'épithéliome de la face. L'importance majeure, prédominante, indéniable de l'évolution, nous oblige à distinguer deux groupes : *types à évolution rapide, types à évolution lente.*

* *

Epithéliomes de la face à évolution rapide.

Dans les épithéliomes de la face à évolution rapide, quel que soit le siège de ces épithéliomes, quelle qu'en soit l'étendue, le médecin n'a pas le droit, depuis les travaux récents, d'employer, pour les guérir, aucune méthode autre que l'ablation, faite suivant les règles chirurgicales qui président au traitement du cancer : ablation au delà des limites du mal, enlèvement des ganglions, s'ils sont suspects.

J'aurai toujours présent à l'esprit le souvenir d'une malade que voulut bien me confier mon maître M. Besnier, et qu'il soignait depuis des années pour un de ces types d'épithéliome mal classés qu'on observe de temps en temps, avec rougeur de la peau et hyperkératose en nappe. Cette épithéliomatose datait de nombreuses années ; un jour apparut un petit nodule qui se développa rapidement, inclus dans la peau. Lorsque M. Besnier m'adressa la malade, ce nodule avait atteint les dimensions d'un très petit

---

(1) Leredde. Les contre-indications de la radiothérapie dans les maladies de la peau, Maladie de Paget du mamelon et radiothérapie, *Revue pratique des maladies cutanées*, décembre 1906.

pois. Je crus l'opération indiquée, à cause de cette rapidité d'évolution ; mais la malade, fort âgée, se refusa à toute intervention chirurgicale, et j'eus le tort de ne pas imposer ma volonté ; je fis quelques séances de radiothérapie, qui furent suivies de la disparition complète du nodule. Quelques mois après parut une adénopathie sous-maxillaire; au bout d'un an la malade était morte. Cette expérience involontaire me suffit. Je ne dis pas qu'on ne pourrait jamais guérir un épithéliome à marche rapide par une méthode autre que l'ablation, mais seulement que *dans l'incertitude* nous n'avons pas le droit d'hésiter et de faire courir au malade le risque d'une généralisation, qu'on aurait pu empêcher au moyen du bistouri. (Comme nous le verrons, la question se pose de même au sujet des tumeurs mélaniques.) (1)

** **

Epithéliomes à évolution lente.

Dans le traitement de ces épithéliomes, en dehors de l'ablation qui conserve des indications bien déterminées, sur lesquelles nous reviendrons plus loin, l'emploi de divers procédés thérapeutiques est autorisé, ces procédés bien employés et employés à propos pouvant amener la guérison définitive.

D'ordre physique ou d'ordre chimique, ils ont pour but, soit de détruire en masse le tissu néoplasique, en empiétant au besoin sur le tissu sain, soit de détruire uniquement les éléments épithéliaux en prolifération, en respectant les éléments sains. Le type des procédés *destructeurs* est le curettage, le type des procédés *électifs* est la radiothérapie.

---

(1) V. mon travail sur *les indications et les contre-indications de la radiothérapie*, Société de Dermatologie, 1906, qui fut suivi d'une longue discussion où mes conclusions furent admises, sauf en ce qui concernait l'épithéliome mélanique.

J'ai également cité à la Société de Dermatologie le cas d'un malade atteint d'un ancien lupus érythémateux des joues, chez lequel survint au niveau de la joue gauche un épithéliome végétant, à marche rapide. La radiothérapie amena une guérison apparente complète. Mais plus tard survint une généralisation à point de départ ganglionnaire

Si l'on réfléchit de près à la structure et aux caractères cliniques que présentent les épithéliomes de la peau, on comprend facilement les obstacles auxquels se heurtent les procédés des deux catégories.

La grande difficulté que rencontre l'application des *procédés destructeurs* est que nous ignorons toujours les limites exactes d'un épithéliome, soit en profondeur, soit en surface. Tout dermatologiste a vu des épithéliomes plans cicatriciels de l'extrémité du nez ou même des joues dont le bord, un peu saillant, se confond d'une manière insensible avec la peau saine et présente à peu près ou exactement la résistance de celle-ci. L'épaisseur ne peut jamais être déterminée avec précision. Bien plus, nous ne manions pas les agents destructeurs physiques ou chimiques avec assez d'exactitude pour atteindre d'une manière certaine les limites du mal, si même nous les connaissions.

En ce qui concerne les *procédés électifs*, il est non moins douteux que leur électivité n'est pas et ne pourra peut-être jamais être parfaite. L'action d'une substance chimique, des diverses radiations sur les cellules épithéliomateuses est une forme exagérée de leur action physiologique sur les cellules épithéliales saines, et l'on sait que, dans un épithéliome déterminé, il y a toutes transitions entre les unes et les autres. On pourrait admettre, si tous les épithéliomes de la peau avaient la même structure, la même épaisseur, la même étendue, que l'on pourrait déterminer la dose exacte de substances chimiques, la quantité exacte de telles ou telles radiations qui atteigne les cellules épithéliales suractivées et respecte les autres ; mais précisément aucun cas n'est parfaitement identique à un autre. D'où il suit que nous appliquons des substances susceptibles de mesure à des lésions qui ne le sont pas : et nos procédés électifs les meilleurs resteront toujours assez grossiers dans leur emploi. Leur action sera souvent une action destructive, et ils ne seront efficaces qu'en agissant au delà des limites exactes de l'épithéliome.

Ceci a conduit certains auteurs et conduira sans doute de plus en plus ceux qui prendront la peine d'observer et de réfléchir à se demander s'il ne convient pas de se défier des formules simples, toujours si dangereuses en thérapeutique et s'il ne conviendrait pas de substituer aux méthodes simples les méthodes *combinées*.

*
* *

Enumération des méthodes.

A. *Méthodes simples.* — 1° *Méthodes chimiques.* — Les caustiques qui ont été employés dans le traitement de l'épithéliome cutané sont des bases, des acides ou des sels, organiques ou inorganiques : acides nitrique, chlorhydrique, sulfurique, phénique, salicylique, acide arsénieux..., potasse, soude..., chlorure de zinc, etc.

On peut faire pénétrer les substances actives par l'électrolyse (ionothérapie).

2° *Méthodes physiques.* — En dehors du curettage, nous citerons la galvano- et la thermo-cautérisation, la photothérapie, la radiothérapie, la radiumthérapie, l'électrolyse, l'électricité de haute fréquence.

B. *Méthodes combinées.* — Leur nombre est à peu près illimité, et rien n'empêcherait par exemple de détruire un épithéliome en masse par un caustique chimique, puis d'achever la destruction par la radiothérapie. La méthode la plus commune consiste à combiner le curettage à la galvanocautérisation ou à l'emploi d'un procédé plus électif, caustique chimique ou radiothérapie.

MÉTHODES SIMPLES

A. *Méthodes chimiques, caustiques.* — L'immense majorité des caustiques chimiques n'a aucune action élective certaine, démontrée par l'observation ou l'étude histologique. Les uns et les autres ont une action massive et détruisent les tissus juxta-épithéliaux aussi bien que les tissus épithéliaux.

Qu'il s'agisse de l'acide nitrique, de l'acide acétique, de la résorcine, de l'acide phénique, du chlorure de zinc, de la potasse ou de la soude, le résultat de l'application sera à peu de chose près le même : la mortification de la zone où est comprise une partie du néoplasme. Et pour que la guérison se fasse, il faut détruire toute l'étendue de la zone qui comprend celui-ci.

Ceci n'aurait pas trop d'inconvénients si, comme nous l'avons déjà fait remarquer, nous connaissions exactement la largeur et surtout la profondeur de cette zone, et si, d'autre part, nous pouvions manier les caustiques chimiques de manière à savoir exactement jusqu'où s'étend leur action. Médecins praticiens et même dermatologistes expérimentés en sont absolument incapables. En fait, quand on manie un caustique, surtout un caustique énergique, on a toujours peur d'aller trop loin ; le résultat est qu'on ne va jamais assez loin.

A mon avis, le traitement par la presque totalité des caustiques chimiques est un mauvais traitement, parce qu'il est trop facile en apparence, parce qu'un médecin ne résiste pas au désir d'appliquer de l'acide acétique cristallisable sur un petit épithéliome, et parce que la technique ne peut être réglée. Le résultat est, comme je l'ai dit plus haut, que la plupart des malades sont soignés inutilement pendant des années et que des épithéliomes deviennent incurables, parce qu'ils ont été cautérisés d'une manière insuffisante, à un grand nombre de reprises.

Un caustique chimique a fait, plus que les autres, la preuve d'une certaine valeur. Je parle d'une valeur en série, car tout caustique chimique a, bien entendu, des cas de succès à son actif. La substance à laquelle je fais allusion en ce moment est l'acide arsénieux, employé de longue date, remis en honneur par Cerny et Trunecek et auquel le professeur Mibelli a consacré un excellent travail au Congrès de dermatologie de Berlin, de 1904. D'après ce travail, les guérisons seraient fréquentes et les récidives guériraient habituellement. M. Mibelli emploie des badigeonnages ou des applications prolongées et réitérées de mélanges d'acide arsénieux et d'alcool ou de gélatine et d'eau, ou d'alcool, eau, éther.

L'objection principale à cette méthode est due à la difficulté
de son maniement par un médecin inexpérimenté : c'est une
méthode à la disposition des dermatologistes et même de ceux
qui en ont acquis l'habitude. Elle semble pouvoir être recom-
mandée au praticien pour le traitement de petits épithéliomes à
marche lente (Mibelli indique l'utilité de nettoyer et d'aviver
avant d'appliquer la mixture, de sorte qu'il s'agit en réalité d'une
méthode combinée). L'application est assez douloureuse. Mais on
ne peut conseiller au praticien de l'utiliser dans des lésions vo-
-lumineuses, qui guérissent plus vite, et beaucoup plus sûrement
par d'autres méthodes (1) et, d'autre part, il sera toujours gêné par
l'ignorance où il est des limites exactes et du point jusqu'auquel
il faut pousser l'action. *Les contre-indications exactes sont incon-
nues.*

Les critiques que je viens de faire à l'emploi de l'acide arsénieux pourraient être répétées pour tous les autres caustiques et
avec une plus grande justice, puisque aucun n'a été employé au-
trement que d'une manière absolument banale. Il en est ainsi
du chlorate de potasse, employé si communément en France ; il
est certain que beaucoup d'épithéliomes échappent à son action ;
avant de s'en servir, il faudrait peut-être recommander aux médecins qui ne s'en servent pas encore d'attendre à son sujet un
travail critique, avant de l'employer de préférence à des méthodes
dont la valeur exacte est presque déterminée. Comme l'acide
arsénieux, il a surtout de bons effets quand on fait précéder son
application de l'action du curettage ou du râclage.

Je conclurai que jamais on ne renoncera entièrement à l'usage
des caustiques chimiques dans le traitement de l'épithéliome
cutané, qu'on aurait peut-être tort de le faire dans de petites
lésions, surtout si l'on a soin de curetter les lésions avant de les

---

(1) MIBELLI. *Les épithéliomes et leur traitement*, anal. in *Revue pra-
tique des maladies cutanées*, mars 1905.
LEREDDE. *Le traitement arsenical dans les épithéliomes de la peau.*
Même revue, même numéro.
Lettre de M. MIBELLI, *Revue pratique*, avril 1905.

appliquer, si l'on emploie de préférence les caustiques plus électifs et les mieux connus — si l'on se rend bien compte de
l'énergie nécessaire de l'application, de la profondeur à laquelle
on doit agir, de la surface que l'on doit atteindre, du temps de
l'application. Mais, sous aucun prétexte, on ne s'obstinera
cautériser à plusieurs reprises un épithéliome qui récidive malgré
l'application des caustiques chimiques, et, à mon avis, c'est presque un devoir pour le médecin que de changer de méthode dans
ces cas.

L'ionothérapie, dont la technique se trouve parfaitement expo-
sée dans le travail de Lebon, auquel j'ai déjà fait allusion, est
un perfectionnement de l'électrolyse : on fait agir sur les tissus
(Leduc) du chlorure de zinc en solution à 1 p. 100 et on fait passer
un courant de quelques milliampères pendant un temps variable.

Le Dr Leduc prétend que les résultats de l'ionothérapie sont
meilleurs que ceux de la radiothérapie : c'est aller vite en besogne!
et il ne suffit pas d'un cas de guérison appartenant à Leduc, rap-
porté par Lebon, pour nous donner une foi aveugle dans la
méthode, ni de huit cas de Lewis-Jones, où il y aurait eu huit
guérisons, sans que l'on sache bien de quels types d'épithéliome
il s'agit, ni si la guérison fut définitive.

Il semble encore que, pour avoir un bon résultat, il soit utile
de curetter légèrement la surface des lésions. Les cas dont parle
Lebon concernent des formes ulcérées et croûteuses. Il me
semble que, dans les épithéliomes fermés, qui sont fort nombreux, il faut agir de manière à faciliter la pénétration du chlorure de zinc en décomposition électrolytique.

L'ionothérapie pourra certainement être extrêmement variée
dans sa technique, et le chlorure de zinc remplacé par un nombre
infini de corps également susceptibles de décomposition : j'ai trop
répété que la multiplication des moyens et des techniques s'op-
pose aux progrès du traitement de l'épithéliome pour ne pas
croire que les malades seront simplement victimes des change-
ments perpétuels qui se produiront.

Pour résumer mon opinion actuelle sur l'ionothérapie, je crois que, comme la haute fréquence, elle doit être étudiée à nouveau et ne doit pas entrer encore dans la pratique courante.

B. *Procédés physiques, Curettage et râclage.* — Le curettage et le râclage sont peut-être les plus mauvais moyens de traitement de l'épithéliome cutané, quand ils sont employés seuls. La curette ne permet pas de nettoyer complètement la couche superficielle du derme : le feutrage conjonctif qui constitue celui-ci en dehors du plan vasculaire résiste, et, si les éléments de l'épithéliome pénètrent, si peu que ce soit, dans les mailles, la curette risque de ne pas les enlever, surtout sur les bords du néoplasme. Les récidives seront presque constantes, à moins que l'on n'ait affaire à des lésions en quelque sorte épicutanées. — Si l'on veut indiquer une règle générale pour l'emploi de la curette, on peut dire qu'elle constitue un moyen adjuvant utile, et même indispensable, du traitement des épithéliomes : nous avons vu qu'elle doit habituellement être employée avant l'application des substances chimiques, mais elle ne constitue pas un moyen curatif. Nous reviendrons sur son emploi quand nous parlerons des *méthodes combinées.*

Galvanocautérisation. — Contrairement à la curette, le galvanocautère (je ne parle pas du thermocautère dont la pointe fine elle-même est trop brutale pour être utilisée dans le traitement des épithéliomes de la peau) permet de détruire les couches superficielles du tissu conjonctif dense du derme, et, quand il est bien manié, d'amener assez souvent une guérison définitive dans les types superficiels (1). Il permet aussi d'aller vite ; la destruction des lésions et leur modification est suivie d'une réparation rapide, d'une cicatrice régulière, lorsque la cautérisation a été bien faite. Pour que la guérison soit complète, il faut que toute l'épaisseur des tissus malades ait été détruite, que les cautérisations aient été assez serrées pour qu'il ne reste aucun tissu intermédiaire. Plus l'épithéliome offre d'épaisseur, plus il est difficile d'atteindre certainement le niveau des tissus sains. Peut-être

---

(1) Le pansement comportera toujours des pulvérisations, l'application de compresses humides pour ramollir et permettre de nettoyer les croûtes.

conviendra-t-elle spécialement au traitement de formes planes cicatricielles, mais nous n'en savons rien à l'heure actuelle.

Photothérapie. — La photothérapie ne doit pas être conservée parmi les méthodes de traitement de l'épithéliome cutané. Son action sur les tissus est inconstante, le traitement exige des séances longues et répétées, les rayons chimiques ne pénètrent pas assez dans les tissus et n'ont pas une action élective assez certaine pour qu'il y ait avantage à s'en servir. Les auteurs qui ont employé la photothérapie ont constaté eux-mêmes qu'elle échoue dans un grand nombre de cas.

Radiothérapie. — La radiothérapie constitue la méthode à la mode : l'enthousiasme qu'elle a provoqué, il y a trois ou quatre ans, peut se comprendre facilement. J'ai déjà rappelé qu'on voit disparaître en quelques séances, fondre au contact d'une ampoule de Crookes des épithéliomes volumineux, sans douleurs provoquées par les applications, et même avec disparition des douleurs, quand il en existait. Puis se produisent des cicatrices régulières, d'aspect magnifique, et les cas de guérison définitive obtenue chez des malades rebelles aux autres méthodes se sont multipliés. Nous pouvons aujourd'hui juger les choses froidement : des insuccès, des échecs ont été publiés ; il est trop certain que la radiothérapie mal faite et même bien faite ne guérit pas tous les cas d'épithéliome de la peau.

L'étude histologique démontre l'action élective des rayons X sur les cellules néoplasiques des épithéliomes. Il manque seulement à la méthode que l'on puisse prédire à l'avance ses succès et ses insuccès et c'est ce que j'ai essayé de faire lorsque j'ai présenté à la Société de dermatologie un travail sur ses contre-indications.

Ce qui est maintenant intéressant et n'est permis pour aucune autre méthode, c'est qu'on peut classer avec beaucoup de précision les causes des échecs de la radiothérapie. *La première se trouve dans une technique insuffisante.*

De la technique et des erreurs de technique en radiothérapie. —
Les épithéliomes cutanés ont été traités par la radiothérapie
avant l'époque où ont été découverts les appareils de mesure.
Les récidives et même les insuccès qu'on obtenait alors s'expliquent sans difficulté. Les premiers radiothérapeutes restaient le
plus souvent au-dessous de la dose nécessaire pour amener la
fonte et l'élimination des cellules néoplasiques et étaient obligés
de se contenter de l'apparence d'un résultat.

Deux techniques sont encore en usage maintenant. Dans l'une
on cherche à donner la quantité de rayons X nécessaire à la guérison dans chaque cas particulier, on procède par séances réitérées, à doses faibles, jusqu'à ce qu'on ne voie plus rien.

Dans l'autre (Béclère, Belot, Leredde), on fait absorber par les
tissus la dose compatible avec l'intégrité du tégument. Par
exemple, on peut soumettre le malade à des séances couplées,
au cours desquelles on fait absorber aux tissus 10-12 unités H.
Quand toute réaction a disparu, au bout d'une vingtaine de jours
en moyenne, on fait deux nouvelles séances. Je trouve prudent
de faire souvent plus et de soumettre le malade en tout état de
cause à deux séances supplémentaires.

La première technique, plus séduisante au premier abord, serait
bonne si on pouvait juger à l'œil nu ce qui se produit dans l'inté-
rieur des tissus. Après y avoir mûrement réfléchi, je la crois
mauvaise ; elle doit être suivie d'insuccès très fréquents. Nous
sommes incapables de savoir si nous avons dans un cas particulier détruit toutes les lésions épithéliomateuses, en regardant
la surface. Si nette soit-elle, elle ne nous apprend rien sur ce
qui existe au-dessous.

La seconde technique, beaucoup plus précise, peut quelque-
fois faire absorber par les tissus une dose supérieure à celle qui
aurait suffi, mais je ne vois à cela aucun inconvénient, puis-
qu'elle n'amène ni douleurs, ni destruction de tissus sains.
Qu'elle détermine de la rougeur autour des lésions traitées, je
crois la chose possible, mais cela m'est parfaitement indifférent et

je ne comprends pas que quelques auteurs parlent de radiodermite à cette occasion (1) !

Lorsque la technique est correcte, les causes d'insuccès se trouvent dans l'évolution rapide de l'épithéliome (l'indication exclusive de l'ablation a été affirmée plus haut), son épaisseur qui peut empêcher la radiothérapie d'agir assez activement sur les couches profondes et enfin sa structure.

Profondeur de l'épithéliome. — Dans le débat qui a suivi la communication de mon travail à la Société de dermatologie (mars, avril 1906), le Dr Pautrier a montré que la pénétration des rayons dans les tumeurs épithéliales ne se faisait pas d'une manière assez parfaite pour détruire les cellules néoplasiques à toutes les profondeurs et que l'examen histologique en donnait la preuve. Et il concluait qu'il était nécessaire d'enlever chirurgicalement ou de curetter avant de faire de la radiothérapie. Sur cette question, il semble que maintenant tout le monde soit d'accord et admette la nécessité de l'ablation chirurgicale à l'exclusion de toute autre méthode et j'ajoute du curettage, dans les épithéliomes très épais. Ceci ne préjuge rien du traitement des formes très étendues en surface.

Structure de l'épithéliome. — S'appuyant sans doute sur les insuccès habituels de la radiothérapie dans le traitement des épithéliomes de la lèvre (2) et sur les échecs de cette méthode dans une série de « cancroïdes » de la peau, Darier a écrit qu'elle échouait d'une manière générale dans les épithéliomes lobulés

---

(1) Une observation doit être faite à ce sujet. Sous le nom de radiodermite, beaucoup d'auteurs comprennent tous les effets visibles des rayons X. Il en résulte que les médecins pour qui le mot radiodermite signifie accidents graves craindront toujours une technique qui amène de la rougeur et une érosion qualifiées de radiodermite. En fait de lupus ou d'épithéliome, cette rougeur et cette érosion sont habituellement nécessaires.

Ce qui me surprend, c'est que des radiothérapeutes fassent encore la confusion que je signale.

(2) Le danger de substituer la radiothérapie à l'ablation comme méthode curative dans le traitement de ces cancers et de ceux de la langue est devenu maintenant une notion classique

cornés (spino-cellulaires). Cependant tous les radiothérapeutes ont vu des épithéliomes cutanés de ce type guérir, et d'autre part la radiothérapie échouer dans des formes basocellulaires typiques, en particulier l'épithéliome plan cicatriciel.

Je crois qu'il faut revenir sur les conclusions de Darier. A mon avis, les échecs de la radiothérapie dans des cas d'épithéliome d'épaisseur faible ou modérée ou dans des formes à évolution lente sont dus simplement à l'abondance du tissu en voie de kératinisation. J'ai montré que le tissu corné était moins perméable que d'autres aux rayons X : si un certain nombre d'épithéliomes spino-cellulaires sont rebelles à ces rayons, l'explication se trouve assez naturellement dans leur structure, la tendance à former des globes épidermiques et la présence de ceux-ci. La même explication vaut pour les épithéliomes plans cicatriciels où tendent à se former et se forment des perles épithéliales...

Ceci nous amène à poser une nouvelle contre-indication de la radiothérapie ; elle concerne les formes hyperkératosiques, les *cornes épithéliales*, et à soupçonner à priori son insuffisance fréquente dans les *épithéliomes perlés* que démontre l'observation des faits. Ces deux variétés d'épithéliomes relèvent essentiellement des méthodes combinées (voir ci-dessous).

Enfin la radiothérapie peut échouer et échoue même très souvent dans les épithéliomes mélaniques, du traitement desquels je n'ai pas parlé jusqu'ici. Ces épithéliomes sont à la fois bénins et malins : bénins jusqu'au moment où ils se développent, ils sont les plus malins de tous, dès que leurs éléments entrent en prolifération.

J'ai déclaré à la Société de dermatologie que l'usage de la radiothérapie était contre-indiqué dans le traitement de ces épithéliomes, et, malgré l'opinion contraire de Béclère, je maintiens mes conclusions sur ce point : on connaît quel danger on fait courir à un malade atteint d'un nævus ou d'un petit épithéliome mélanique en irritant celui-ci sans le faire disparaître d'une manière absolue. On ignore, avant de soumettre une lésion de cet ordre aux rayons X, si elle guérira ou non;

on sait seulement qu'on peut, en cas d'échec, aggraver son activité et sa virulence. Je ne crois pas qu'on doive faire courir ce risque aux malades. Il convient d'enlever simplement les lésions au bistouri, au delà des limites du mal ; si on échoue, on ne pourra pas attribuer l'insuccès à une erreur dans la ligne de conduite et accuser l'emploi d'une méthode dangereuse au même titre que la cautérisation sous toutes ses formes. J'ai publié dans la *Revue pratique des maladies cutanées* l'observation d'une malade atteinte d'un nævus mélanique de l'oreille devenue incurable à la suite de cautérisations réitérées : cette malade ne serait pas morte si elle avait été opérée et non cautérisée ; si elle s'était refusée à l'opération, il aurait mieux valu ne rien faire. La présence de pigment dans les lésions, la profondeur à laquelle elles siègent dans le derme, l'impossibilité de l'élimination de leurs éléments cellulaires à travers la peau non ouverte expliquent les insuccès fréquents de la radiothérapie dans ces épithéliomes; toute irritation de leurs éléments est dangereuse : une prudence élémentaire commande de ne rien faire ou d'intervenir d'une manière complète.

Radiumthérapie. — Je n'ai pas encore d'expérience personnelle du traitement de l'épithéliome cutané par le radium, n'ayant que depuis peu une quantité suffisante de ce corps à une grande activité. Son action curative sur les épithéliomes est amplement démontrée; il y a tout lieu de penser que les rayons γ (qui sont des rayons X *très pénétrants*) ont une part considérable, peut-être prépondérante à cette action, mais nous ne pouvons dire que les rayons α et β en ont aucune.

Des travaux qui ont été publiés, il résulte qu'un assez grand nombre d'épithéliomes cutanés traités par le radium ont été guéris; on ne sait dans combien de cas cette guérison a été définitive. La lecture des observations résumées par Lebon, qui vient de publier un travail fort intéressant sur le traitement de l'épithéliome cutané par le radium, est, à cet égard, absolument décourageante. Lebon remarque que les cas d'échecs et de récidives publiés sont peu nombreux. Mais il en est ainsi pour toute

méthode thérapeutique un peu nouvelle, bonne ou mauvaise : il
en est de la radiumthérapie comme de la radiothérapie, et de tous
les autres procédés de traitement de l'épithéliome.

Par contre, nous ne savons pas si la radiumthérapie, au contraire de la radiothérapie, réussit dans les épithéliomes profonds,
si la présence de substance cornée met un obstacle à la guérison,
si l'action élective est assez marquée pour permettre de détruire à
coup sûr les épithéliomes plans cicatriciels et l'ulcus rodens ! et
nóus ne savons rien de précis sur la technique. Il est seulement
de plus en plus certain qu'il faut employer du radium de haute
activité, de 100 à 500.000.

Nous ne savons quelle doit être exactement la durée de l'application d'un tube de radium d'une activité déterminée sur un épithéliome de telle ou telle structure, de telle ou telle profondeur.
Je n'insiste pas, ayant surtout pour but de comparer la radiothérapie à la radiumthérapie, sur le fait que celle-ci n'est à la disposition que d'un petit nombre de médecins (1).

On peut, je crois, déclarer que la radiumthérapie est, à l'heure
actuelle, dans le traitement de l'épithéliome cutané une méthode
incertaine, non déterminée dans sa technique ni ses indications,
et qu'elle doit rester à l'étude. La multiplicité des radiations
émises par le radium permet de supposer qu'elle pourrait avoir
une action élective supérieure à la radiothérapie, mais nous n'en
savons rien. On peut l'employer surtout dans des épithéliomes
superficiels, mais je ne conseillerais pas de s'en servir dans des
cas où un échec pourrait avoir des conséquences graves pour le
malade.

---

(1) Je mentionnerai seulement quelques travaux français sur ce sujet.

M. *Danlos* a publié en 1905 (analyses des *Ann. de Dermatologie*) une
note d'après laquelle le radium aurait une valeur thérapeutique dans
l'épithéliome perlé. D'une manière générale, M. Danlos croit la radiothérapie préférable.

MM. *Wickham* et *Degrais* ont publié récemment dans la *Presse médicale*
(4 septembre 1907) un travail intitulé « Radiumthérapie et épithéliome
cutané » malheureusement trop court et ne permettant de porter aucune
conclusion positive. Les auteurs ont surtout étudié les résultats immédiats

En raison de la facilité d'application de petits appareils radifères, la radiumthérapie paraît seulement une excellente méthode de traitement des petits épithéliomes des paupières.

Haute fréquence. — En ce qui concerne le traitement des épithéliomes de la peau par la haute fréquence, de même que pour la radiumthérapie, nous manquons de documents permettant de fonder un jugement correct. Lebon, qui s'en est beaucoup servi, déclare la méthode excellente, à condition, bien entendu, de l'employer de manière à obtenir une eschare : les tissus doivent avoir une couleur blanchâtre au moment où on cesse l'application.

La méthode offre un caractère séduisant en raison de la rapidité de son application, une séance suffirait à détruire et à guérir un petit cancroïde ; les cicatrices sont excellentes.

Mais nous ne savons pas :

Si les guérisons sont définitives, dans quelle mesure elles le sont.

Quelles sont les contre-indications de l'électrothérapie de haute fréquence.

La seule conclusion pratique que je tirerais des travaux publiés jusqu'ici est qu'elle convient *peut-être* aux formes perlées, aux épithéliomes plans cicatriciels, dans lesquelles la radiothérapie non associée au curettage échoue souvent. C'est dans ces formes qu'il convient d'en essayer l'usage, qui se généraliserait le jour où il serait démontré qu'il n'y a régulièrement pas de récidive lorsqu'on a suivi la technique indiquée ci-dessus.

Enfin je dois dire quelques mots d'une méthode que le Dr Brocq

---

et ne disent pas ce que sont devenus leurs malades, en particulier ceux qu'ils ont soignés pour des épithéliomes malins. Leur travail ne peut donc être considéré que comme une note préliminaire.

Le Dr *Durand* m'a communiqué l'observation d'une malade atteinte d'un grand épithéliome de la peau, inopérable, extrêmement douloureux, qui ne fut aucunement soulagée par la radiothérapie, mais bien par des applications réitérées de radium (activité 500.000). Le fait mérite d'être retenu à l'actif de la radiumthérapie considérée comme méthode palliative, et s'explique en partie au moins par le pouvoir de pénétration des rayons γ.

a voulu remettre en honneur dans un travail récent du *Bulletin médical* : *l'électrolyse négative simple*. Il considère cette méthode comme excellente pour guérir les épithéliomes papillomateux, les épithéliomes perlés, les épithéliomes consécutifs aux nævi et certaines (l'auteur ne dit pas lesquelles) récidives d'épithéliomes déjà cicatrisés à la suite d'un premier traitement.

Je ne crois pas, au contraire de M. Brocq, cette méthode appelée à un grand avenir. Je n'insiste pas sur la douleur qu'elle provoque (qu'on peut, il est vrai, supprimer par la cocaïne). Elle ne semble avoir aucune action élective ; elle guérira lorsque la destruction aura été faite d'une manière complète, comme le fait la galvano-cautérisation. Mais nous nous sommes déjà longuement expliqués sur ce point, la difficulté n'est pas de détruire des lésions épithé-liomateuses, *elle est de tout détruire sans exception*, et si la difficulté existe déjà pour un dermatologiste consommé, elle devient insur-montable pour le médecin qui ne possède pas de notions précises sur la profondeur et l'étendue superficielle des épithéliomes. Je connais, pour ma part, deux cas dans lesquels l'électrolyse né-gative avait été appliquée d'une manière parfaite et qui récidivè-rent de suite. Je serais donc disposé, malgré le travail de M. Brocq, à ne pas recommander l'usage de cette méthode.

MÉTHODES COMBINÉES

Au terme de ce travail, qui peut paraître incomplet et som-maire — mais véritablement je ne m'en crois pas responsable — nous comprenons que toutes les méthodes simples sans excep-tion se heurtent à des obstacles, sans parler de leurs contre-in-dications formelles. Nous avons dit que les méthodes électives ne l'étaient et ne le seraient sans doute jamais assez pour agir, quelle que soit la structure propre de chaque épithéliome et quelle qu'en soit l'épaisseur. Et cette observation conduit directement à l'usage des méthodes combinées dont nous avons déjà parlé puisque beaucoup d'auteurs tendent à faire précéder du curettage l'application des caustiques chimiques. Avant la radiothérapie, le curettage et la galvanocautérisation simulta-

nés étaient également très en faveur, et j'ai fait de cette méthode
la méthode de choix au moment où j'ai publié mon traité de *Thérapeutique des maladies de la peau.*

Les avantages qu'il y a maintenant à combiner le curettage et
la radiothérapie, la plus élective, la plus précise des méthodes
simples dont nous disposions, sont considérables. Le curettage
diminue l'épaisseur des tissus et, réserve faite pour les épithéliomes trop épais et trop profonds, desquels j'ai parlé plus haut,
permet à la radiothérapie, dans des lésions d'épaisseur moyenne,
d'agir plus loin que les tissus épithéliomateux persistants, de
détruire certainement tous ceux-ci. Il permet d'enlever tous les
tissus cornés, les perles épithéliales, dont la présence est la cause
certaine des récidives. Il permet aussi de déborder légèrement
les limites du mal et d'étendre l'action de la radiothérapie à des
régions qu'elle n'atteindrait pas d'une manière suffisante.

Sans avoir fait de statistique, j'affirme, après avoir relu mes
observations, que le nombre de guérisons définitives que j'obtiens,
depuis le moment où j'ai substitué le curettage et la radiothérapie associés à la radiothérapie seule, est devenu considérable, et
je communiquerai à la Société au cours de la discussion deux ou
trois exemples d'épithéliomes particulièrement difficiles, dans
lesquels la guérison se maintient depuis plus d'un an, période
nécessaire pour la déclarer réelle et définitive.

Il est probable que le curettage devrait également être associé
aux applications du radium, si celles-ci étaient employées jamais
d'une manière habituelle dans la cure de l'épithéliome cutané, ce
dont je ne suis pas sûr, et peut-être le verrons-nous également
précéder les applications de l'électricité de haute fréquence. Bref,
et si l'on veut une formule résumant une opinion que je crois
fondée sur des raisons sérieuses, il semble qu'il soit utile, parfois
indispensable, dans le plus grand nombre des cas d'épithéliome
cutané, d'enlever les tissus néoplasiques par le procédé mécanique
de la curette, et le curettage ne permettant pas d'obtenir de vraies
guérisons en *série*, de faire agir ensuite un procédé *électif.*

Pour mémoire, je dirai que dans quelques cas d'épithéliomes

fermés *plans cicatriciels* où j'ai voulu agir avec plus de délicatesse que par le curettage, j'ai remplacé celui-ci par la galvanocautérisation ponctuée préalable. Pendant deux ou trois jours, le malade fait tomber les croûtes par des pulvérisations, de petits pansements humides ; les eschares tombées, on fait de la radiothérapie.

Les idées que j'expose en ce moment sur l'avantage des méthodes combinées ne satisferont sans doute pas les esprits anxieux de trouver pour chaque maladie une méthode unique et susceptible de guérir tous les cas. Il y en aurait une, si nous adoptions l'ablation ; mais si celle-ci est, à mon avis, la seule méthode *curative* du cancer profond, si les autres, anciennes ou récentes, ne sont que des méthodes *palliatives*, dans l'épithéliome cutané il n'en est pas de même, d'autres méthodes seront également curatives et d'une manière régulière, pour le médecin qui en connaîtra les indications, les contre-indications, la technique exacte et consentira à ne pas chercher au hasard des nouveaux travaux une méthode nouvelle le dispensant d'observer, de réfléchir, d'étudier le cas particulier auquel il a affaire et qui acceptera de plier sa technique aux exigences propres de ce cas.

CONCLUSIONS

Je terminerai ce travail par les conclusions suivantes :

1º L'ablation chirurgicale est la seule méthode qui doive être employée à titre curatif dans le traitement des épithéliomes de la face à évolution rapide, des épithéliomes profonds et des épithéliomes mélaniques.

Elle peut et doit être employée à titre de méthode régulière dans le traitement des épithéliomes cutanés en dehors de la face.

2º En raison de la bénignité prolongée, et des considérations d'ordre esthétique ou fonctionnel, d'autres méthodes curatives doivent être employées, dans la cure des épithéliomes d'observation banale, un peu ignorés des chirurgiens, qui ne sont ni profonds ni mélaniques et qui ont une évolution lente.

3º Cependant le médecin se rappellera qu'aucune méthode

curative n'a fait preuve d'une valeur constante et en série, aucune n'ayant un pouvoir électif assez marqué pour détruire certainement les tissus néoplasiques dans tous les types et à toutes profondeurs en respectant les tissus sains.

4° Certaines méthodes physiques semblent à ce point de vue préférables aux méthodes chimiques et il y a avantage à les employer de plus en plus dans la pratique.

5° Aucune méthode ne vaut, si l'on ne connaît exactement sa technique, ses indications et ses contre-indications. A ce point de vue, la radiothérapie l'emporte actuellement sur toutes les autres.

6° La radiumthérapie ne semble pas devoir se substituer à la radiothérapie, exception faite pour les épithéliomes des paupières.

7° La valeur exacte de la haute fréquence, qui paraît intéressante dans le traitement des épithéliomes plans cicatriciels, reste à déterminer. Les avantages particuliers de l'électrolyse négative sont inconnus.

8° Les caustiques chimiques et le galvanocautère pourront toujours être employés dans le traitement de lésions initiales et minimes, mais on n'insistera pas sur leur usage en cas de récidive.

9° L'association du curettage préalable et des autres méthodes physiques ou chimiques est parfois nécessaire et semble très souvent utile ; il permet aux actions électives de s'exercer avec efficacité. Le traitement de l'épithéliome cutané, comme celui d'autres affections, ne peut obéir à une formule simple.

10° Il faut reconnaître, après ce qui précède, que pour chaque médecin la meilleure méthode est peut-être celle dont il a la plus longue expérience. On peut recommander à chacun de perfectionner sa technique au lieu de changer de méthode au hasard des publications nouvelles, et sans raison suffisante.

Imprimerie Levé, 17, rue Cassette, Paris-6e.

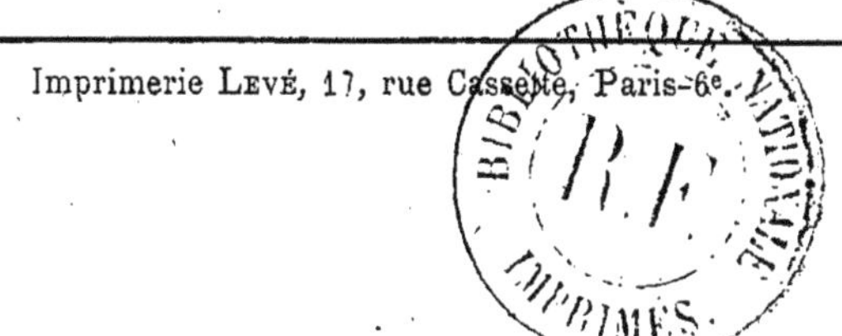

— 6 —

PARIS. — IMPRIMERIE LEVÉ, RUE CASSETTE. 17

9 782019 962890